AYUNO INTERMITENTE

EL SECRETO PARA PERDER PESO RÁPIDO Y EFECTIVO, MIENTRAS MANTIENES UNA VIDA SANA Y SALUDABLE

MARIA PALAZZI

HEALTH PUBLISHING

ÍNDICE

¿Cómo aprovechar este libro?	v
Un poquito sobre mí	ix
Advertencia	1
1. LA MANERA MAS EFICAZ EN LA QUE TE AYUDA EL AYUNO INTERMITENTE	3
2. ENTENDIENDO EN PROFUNDIDAD LOS SECRETOS DEL AYUNO INTERMITENTE	10
Quema más calorías de las que ingieres	10
Ten disciplina	11
Estilo de Vida	11
Recurrir a ayuda profesional	12
3. LOS MÉTODOS MAS EFICACES DE AYUNO QUE PUEDES APLICAR	13
Primer método 5/2	14
Ingesta de bajas calorías 2 días a semana.	14
4/3 y 5/2	15
4/3 vs 5/2	16
SEGUNDO METODO: La dieta 16/8 (ayunando por 16 horas por día)	17
TERCER METODO: Ayunar por 24 horas dos veces por semana	18
METODO AVANZADO 1: EL AYUNO EXTREMO	19
METODO AVANZADO 2: ALTERNANDO LOS DIAS DE AYUNO	20
METODO AVANZADO 3: La dieta del 36/1	21

4. RECETAS DE COMIDAS QUE TE DARÁN RESULTADOS 23

   Desayuno 23

   Almuerzo 23

   Cena 24

   Pasó a paso, plan importante a seguir para que el ayuno intermitente sea efectivo: 24

   El ayuno por tiempos prolongados 26

5. CONCEPTOS IMPORTANTES: PROTEÍNAS, GRASAS Y CARBOHIDRATOS 27

   Proteínas Completas 31

   Proteínas Incompletas 31

6. EJERCICIOS PARA COMPLEMENTAR EL AYUNO 34

   ¡Algunos consejos para ti! 35

7. CONCLUSIÓN 37

¿CÓMO APROVECHAR ESTE LIBRO?

Primero antes que nada me gustaría darte las gracias por la confianza y por haberme elegido para emprender este viaje hacia el mundo del ayuno intermitente. Este libro te ayudara a que domines este mundo y logres obtener una salud excelente a través de lograr una vida saludable.

Estamos conscientes que incursionarse hacia el mundo de las dietas y perder peso puede ser tedioso y muy lento, ya hemos probado de todo desde contar los gramos, las calorías, dejar de comer las comidas que tanto te gustan y por supuesto, empezar las rutinas de ejercicios en el gimnasio. Es por esto que al no ver resultados re puedes sentir muy desmotivado y menos si no se dan en el tiempo que estableciste la meta para lograrlo.

El ayuno intermitente es un método de dieta enfocada en realizar comidas dentro de patrones más que, como sería una dieta común, en elegir qué es lo que comes.

Una de las cosas que mas me llamo la atención cuando comencé a utilizar el ayuno intermitente fue que este me permitía seguir comiendo las comidas que tanto me gustan y aun así seguir ganando masa muscular, y no es para menos, ya que el ayuno intermitente es ampliamente utilizado por deportistas, atletas incluso por algunos adeptos al gimnasio.

En este libro te enseñare los diferentes abordajes hacia el ayuno intermitente, porque funciona, cuál es el secreto detrás y también vamos a derribar algunos mitos relacionados con esta disciplina.

El objetivo de este libro es enseñarte a tener un estilo de vida mas saludable a medida que vas perdiendo peso y obteniendo la figura que tanto quisiste, sin tener que realizar muchos sacrificios en tu estilo de vida actual, que todos sabemos que entre el trabajo y los demás quehaceres no nos queda mucho tiempo para dedicarnos a nosotros mismos.

También me he tomado el tiempo de desarrollar planes de dietas y recetas que puedes seguir al pie de la letras.

Mi objetivo, también, no es solo educarte sino motivarte también, a dar ese paso que tanto te cuesta y tomar acción, es por esto que quiero pedirte una cosa, no te rindas a lo largo de este libro, sigue al pie de la letra mis instrucciones, prueba este método de ayuno intermitente, te prometo que al terminar este libro y aplicar paso por paso mis consejos y enseñanzas vas a lograr una vida saludable, un estilo de vida positivo basado en la felicidad y una armonía en tu cuerpo que es lo que siempre quisiste.

Sin más preámbulos, ¡vamos a comenzar!

Muchas gracias por adquirir este libro, espero que lo disfrutes así como yo disfrute escribiéndolo.

UN POQUITO SOBRE MÍ

¿Te preguntaras porque deberías de escucharme?

Mi nombre es **MARIA PALAZZI**, soy experta en salud y nutrición, de hecho no es algo que estudie solo porque me gustara, sino por vocación, disfruto de ayudar a las personas a cumplir sus objetivos y mejorar sus vidas a través del entendimiento del cuerpo, la mente, las dietas y el ejercicio; en mi opinión estos son los pilares fundamentales de un estilo de vida saludable, y como habrás escuchado muchas veces "mente sana, cuerpo sano". El cuerpo es nuestro templo y debemos de cuidarlo para que nuestra mente de todo su potencial.

En cada libro que escribo, quito un "trozo" de mis conocimientos y mi experiencia, con el objetivo principal de ayudarte con tus objetivos.

¡Así que vamos allá!

© Copyright 2022 - 2023 by Maria Palazzi- All rights reserved.

This document is geared towards providing exact and reliable information in regards to the topic and issue covered. The publication is sold with the idea that the publisher is not required to render accounting, officially permitted, or otherwise, qualified services. If advice is necessary, legal or professional, a practiced individual in the profession should be ordered.

- From a Declaration of Principles which was accepted and approved equally by a Committee of the American Bar Association and a Committee of Publishers and Associations.

In no way is it legal to reproduce, duplicate, or transmit any part of this document in either electronic means or in printed format. Recording of this publication is strictly prohibited and any storage of this document is not allowed unless with written permission from the publisher. All rights reserved.

The information provided herein is stated to be truthful and consistent, in that any liability, in terms of inattention or otherwise, by any usage or abuse of any policies, processes, or directions contained within is the solitary and utter responsibility of the recipient reader. Under no circumstances will any legal responsibility or blame be held against the publisher for any reparation, damages, or monetary loss due to the information herein, either directly or indirectly.

Respective authors own all copyrights not held by the publisher.

The information herein is offered for informational purposes solely, and is universal as so. The presentation of the information is without contract or any type of guarantee assurance.

The trademarks that are used are without any consent, and the publication of the trademark is without permission or backing by the trademark owner. All trademarks and brands within this book are for clarifying purposes only and are the owned by the owners themselves, not affiliated with this document.

ADVERTENCIA

IMPORTANTE

Tenga en cuenta que la información contenida en este documento es sólo para fines educativos y de entretenimiento. Se ha hecho todo lo posible para proporcionar información completa fiable y actualizada. No se expresan ni implican garantías de ningún tipo. Los lectores reconocen que el autor no se dedica a la prestación de asesoramiento legal, financiero, médico o profesional.

Al leer este documento, el lector acepta que bajo ninguna circunstancia somos responsables de las pérdidas, directas o indirectas, que se incurran como resultado del uso de la información contenida en este libro, incluyendo, pero no limitado a errores, omisiones o circunstancias.

CAPÍTULO 1
LA MANERA MAS EFICAZ EN LA QUE TE AYUDA EL AYUNO INTERMITENTE

Si eres como yo, habrás notado que la mayoría de las dietas, las rutinas de ejercicios de las miles y quizás millones, que hay para elegir, son todas diferentes, no en el sentido de en qué se basan, sino que muchas veces se contradicen entre sí o revelan un mundo opuesto a lo que ya conocemos, haciéndonos entrar en conflicto para saber si lo que estamos haciendo o por hacer está bien o no. Una cosa que si tienen todas en común es que prometen la mejor y más fiable manera de perder peso.

Pero, paradójicamente, la mayoría de estas opciones no son saludables para tu cuerpo. Muchas veces dejan fuera los principios básicos de nutrición y elementos que tu cuerpo necesita para poder mantenerse saludable, haciendo así que sacrifiques tu salud a cambio de la pérdida de peso, y no te lo niego funcionan, sí, pero a corto plazo.

Y es aquí donde entra el Ayuno Intermitente, ya que te permite recuperar tu salud a medida que vas realizándolo. Pero no te confundas, ayuno no quiere decir que te mueras de hambre, sino más bien no es un límite de cuanto puedas comer, más bien es un límite de los tiempos del día en los que puedes comer.

En ayuno intermitente el que eliges cuando ayunar y cuando darte un gusto, eres tú, pero siempre con un propósito.

Durante las partes de "darte un gusto" vas a comer todas tus calorías y nutrientes durante periodos específicos del día, en vez de dividirlos y racionalizarlos durante todo el día. Esto muchas veces es más efectivo que las dietas comunes, ya que de esta manera estamos entrenando a nuestra mente a decirle que debemos comer en un momento determinado del día, en vez de solo hacerlo cuando tenemos ganas, es así como vamos a comer menos calorías que las que podríamos ingerir realizándolo durante todo el día, y por supuesto sin dejar de sentirte satisfecho/a.

Por ejemplo:

Puedes limitarte a una sola comida por día, tener algunos días de la semana en los cuales no comas para nada, o incluso comer durante periodos cortos de tiempo (por ejemplo de 5 a 8 horas) y lo que queda del tiempo estas en ayunas. Es así que como puedes observar, comerías menos que lo que te dicen que debes comer normalmente las dietas.

Profundizando más en este método, cuando tengas que ingerir todas las calorías que necesitas en un periodo corto de tiempo, te vas a sentir satisfecho muy rápido y vas a ser menos propenso a ingerir más calorías como las que podrías ingerir siguiendo los tiempos tradicionales de las comidas, pero no solo eso sino que no solo estas racionando las calorías, sino programando tus comidas, de manera tal que tu cuerpo va a reaccionar de cierto modo en el cual quemar calorías va a ser mucho más fácil y eficiente.

Te puede sonar contra intuitivo, ya que la mayoría de las personas que he ayudado, piensan que al ayunar le estoy privando al cuerpo de los nutrientes que necesita ya que por decirle de alguna manera lo estoy "haciendo pasar hambre", mientras que esto es cierto, no lo es de tal manera, ya que naturalmente el cuerpo puede pasar un cierto tiempo sin ingerir ningún alimento, al " pasar hambre" va a producir que este acelere el metabolismo por un corto periodo de tiempo, de esta manera esta dieta va a usar esos momentos en los que el metabolismo este acelerado a su conveniencia. Lo cierto es que no vas a ayunar por tanto tiempo que vas a sentir hambre, sino lo suficiente para que el cuerpo acelere el metabolismo antes de que prosigas con la siguiente comida.

Como te decía antes, vas a seguir ingiriendo los nutrientes que son necesarios para tu cuerpo, ya que aunque haya momentos en los cuales no comes, lo importante es ingerir las calorías necesarias para cada día, ya que esto es el "combustible "para tu cuerpo.

¿De qué manera puedes saberlo?

Pues simplemente calcula cuántas calorías necesitas dependiendo del estilo de vida que llevas, y nivel de actividad o sedentarismo y trata de mantenerte cerca de ese número cada día. Así el cuerpo se va a ir acostumbrando a entrar en el modo "hambre".

. . .

No solo ingerir calorías es lo más importante, sino también ingerir los nutrientes necesarios. Debes realizar esta dieta de tal manera que sea balanceada, incluyendo frutas, verduras, carnes magras, así mantienes el cuerpo en funcionamiento correcto, para que pueda mantener el metabolismo cuanto sea posible.

Lo que te va a sorprender mucho, es que te vas a sentir satisfecho muchas veces, ya que el correcto balance entre la ingesta de calorías y nutrientes es la base de la dieta. Al no estar pendiente de lo que tienes que comer todo el tiempo te vas a permitir a ti mismo concentrarte en otras actividades.

Peo no te relajes, una parte importante de esta dieta es el ejercicio, ya que te permitirá mantener el metabolismo en funcionamiento, cardio y el levantamiento de pesas puede ser una combinación excelente en estos casos.

Como en cualquier dieta, una parte importante es la disciplina, generalmente porque por momentos se te va a hacer difícil el ayuno, ya que el cambio el cuerpo lo va a sentir, pero una vez que logres acostumbrarte vas a darte cuenta que el ayuno intermitente es una de las dietas más fáciles que puede haber así como una de las más efectivas. Hoy en día la mayoría de la gente cree en cierto tipo de dietas populares del momento, en las cuales gastan mucho dinero y tiempo y no ven ningún resultado a corto plazo y muchas veces ni a largo plazo. Aunque igualmente pierdas algo de peso con estas dietas, muchas de ellas no son saludables para tu cuerpo y ese resentimiento el cuerpo lo siente, y como te dije antes, no vale la pena sacrificar la salud para bajar de peso, eso tenlo siempre presente.

Muchas personas también creen que el ayuno intermitente no funciona o que es una estafa, la verdad es que no es cierto, el ayuno intermitente, como te habrás dado cuenta es una dieta que no funciona de manera convencional como otras dietas del mercado, por lo que no tiene una comparación directa.

- **No se trata de limitar tus calorías todo el tiempo**
- **No se trata de utilizar productos "especiales" o "Light" con el afán de bajar de peso**
- **No se trata de ingerir alimentos raros o combinaciones fuera de lo común para que mágicamente te hagan bajar de peso.**

En el ayuno intermitente cuando limitamos la duración de tiempo en la que podemos ingerir las calorías necesarias, le estamos enseñando al cuerpo como quemar más calorías y ayudar a tu metabolismo a funcionar adecuadamente.

Como te decía anteriormente, el acostumbramiento al ayuno intermitente te va a costar un tiempo, especialmente al principio, pero con práctica y disciplina te darás cuenta que limitar la ingesta de calorías en un determinado tiempo del día no es algo complicado o difícil de hacer.

. . .

De seguro luego de leer el primer capítulo te habrás preguntado, qué es lo que lo hace tan efectivo, la simple razón es que el cuerpo se comporta bastante diferente cuando está en un estado de "alimentación" que cuando está en uno de "ayuno".

El estado de "alimentación" es cualquier momento en el cual luego de comer el cuerpo se encuentra digiriendo y absorbiendo los nutrientes de las comidas, normalmente este estado comienza a penas 5 minutos después de que termines de comer y, generalmente, tiene una duración de 5 horas (por supuesto dependiendo del tipo de comida que hayas ingerido, ya que la carne en comparación a la pasta toma más tiempo de digestión, y más recursos). Al estar ocupado nuestro cuerpo crea insulina la cual le dice a nuestro cuerpo que guarde la comida en forma de grasa corporal o glucógeno, y es por esta misma razón que es casi imposible quemar grasas cuando tu cuerpo está en modo de reserva de nutrientes. Una vez que la digestión termina, el cuerpo entra en un modo de reserva que puede durar de 10 a 12 horas dependiendo de cada persona. Cómo veras al cuerpo le lleva todo este tiempo procesar la insulina creada para volver al estado anterior a la ingesta de la comida. Luego que vuelve al estado anterior es cuando el cuerpo vuelve a sentir hambre, modo en el cual vuelve a estar listo para quemar grasas otra vez.

Es por esta sencilla razón que la mayoría de la gente no toma ventaja de este periodo natural del cuerpo para perder peso.

. . .

Primero antes que todo, los principales beneficios del ayuno intermitente no son solo la pérdida de peso y la ganancia de musculatura durante el proceso, sino también vas a tener más tiempo y más dinero ya que tu primera preocupación no va a ser la comida, tu enfoque no está en ella, pero es sabido que el ayuno intermitente puede alargar la vida saludable de una persona más de lo normal.

Numerosos estudios demostraron que realizar ayuno hace que tu cuerpo gaste menos energías en lo que respecta a procesar y digerir alimentos, y la utilice en otros procesos metabólicos del cuerpo que realmente se necesitan para poder sobrevivir.

Te preguntaras como puede al ayuno prolongarte el periodo de vida saludable, es to es porque tus celular al no tener que estar preocupadas por gasta energía, se duplican de manera más lenta, lo que prolonga tu vida, si bien suena increíble para ser cierto, está comprobado por diversos estudios ya que los beneficios del ayuno intermitente se ven inmediatamente.

CAPÍTULO 2
ENTENDIENDO EN PROFUNDIDAD LOS SECRETOS DEL AYUNO INTERMITENTE

Como veras, el ayuno intermitente no es tan complicado, hay ciertas normas que debes seguir al pie de la letra para que el proceso tenga un buen resultado, de manera tal que te pido que sea riguroso con las indicaciones si quieres ver resultados rápidamente.

QUEMA MÁS CALORÍAS DE LAS QUE INGIERES

Esto de seguro lo habrás escuchado en numerosas dietas del mercado, pero debes tener especial consideración con el ayuno, ya que mucha gente piensa que el hambre se acumula y que al estar en ayuno en la siguiente comida es fácil desbordarse comiendo lo que no comieron antes, no te confundas, el ayuno no es una excusa para comer de mas, ya que eso produciría que vuelvas a ganar la grasa que habías quemado durante el ayuno.

El mejor consejo es que tu comida sea de una ingesta normal de tu día a día, aproximadamente 3500 calorías hay dentro de una libra, eso es lo que debes crear como déficit si es lo que piensas bajar de peso por semana.

TEN DISCIPLINA

Es lo más crucial en todo este proceso por el que debes pasar, la disciplina deriva en el auto control, ya que es la única manera de asegurarte que puedas ir sin comer por lo menos 12 horas regularmente. Cualquier ingesta de calorías durante este periodo va a provocar que el ciclo de regulación de la insulina comience de nuevo y forcé a tu cuerpo a entrar en un estado de quema de grasa. Como regla se recomienda un déficit de 500 calorías por día si es que quieres perder un kilo por semana. Lo que sí es importante es que no rompas las reglas, estar mucho tiempo sin ingerir alimentos puede dañar seriamente tu sistema ya que la línea entre el ayuno y pasar hambre es muy delgada y de seguro que no debes cruzar.

ESTILO DE VIDA

El ayuno intermitente no es solo una dieta, es un estilo de vida, es por esto que debes controlar tus hábitos alimenticios de ahora en adelante.

Como te mostrare más adelante hay varios tipos de ayunos intermitentes, lo importante en este caso es elegir uno, y seguir al pie de la letra hasta que tu cuerpo pueda acostumbrarse al proceso. No alternes entre los diferentes tipos de ayuno ya que podría derivar a que produzca los efectos reversos al ayuno, ósea que ganes más peso, ya que tu cuerpo va a comenzar a ingerir todas las calorías que pueda al no poder acostumbrarse a un solo tipo de ayuno base.

RECURRIR A AYUDA PROFESIONAL

Es importante que mientras comiences con el proceso recurras a ayuda profesional de nutricionistas o médicos especialistas en dietas para asegurarte de no dañar tu organismo realizando malos pasos durante el proceso.

CAPÍTULO 3
LOS MÉTODOS MAS EFICACES DE AYUNO QUE PUEDES APLICAR

Te sorprenderías al saber que hay más de un solo tipo de ayuno intermitente, como la mayoría de la gente piensa, afortunadamente el ayuno intermitente tiene varias opciones. Algunas donde puedes elegir cuantas horas te pasas quitando las comidas que adquieres, otras donde puedes escoger cuando ayunar, y cuanto también, entre otras.

En este capítulo te voy a nombras las que han resultado más efectivas dentro de todas las que he probado, para que puedas elegir la que se adecua más a tus necesidades y la que veas que te da más y mejores resultados.

Una de las ventajas del ayuno intermitente respecto a otras dietas es que no involucra que debas de estar todo el tiempo calculando calorías de los diferentes alimentos que consumes, ni restringirte de ciertas comidas; el ayuno intermitente no cambia tu estilo de vida ni tus hábitos para poder tener éxito, sino que más bien al haber tantos tipos de ayunos intermitente solo debes escoger aquel que se adecua más a tu estilo de vida, es por esto mismo que quiero decirte que puedes cambiar o alternar entre los diferentes métodos que vamos a nombrar a continuación sin ningún problema.

Sabes bien que puede llevarte un tiempo hasta que encuentres el método que más se adecua a ti, pero al final va a valer la pena ya que no con todas las dietas tienes esta opción de diversidad y flexibilidad que te otorga el ayuno intermitente.

El cuerpo y tu mente son capaces de realizar cualquier cosa que te proponjas, así que ¡toma acción!

PRIMER MÉTODO 5/2

INGESTA DE BAJAS CALORÍAS 2 DÍAS A SEMANA.

Una de las desventajas de la dieta 5/2 es que sigue un patrón que no es tan natural para el cuerpo, ya que la dieta 5/1 consiste en comer como normalmente lo haces durante 5 días de la semana, y después restringirte de solo 600 calorías durante los otros 2 días restantes.

Ya que esta dieta involucra que comas libremente durante 5 días de la semana y luego por 2 días ayunas, esta dieta es muy buena para aquellos que quieren perder grasa rápidamente y al mismo tiempo ganar músculo sin tener que cambiar el tipo y la calidad de los alimentos que normalmente consumes (está más que claro que la comida chatarra o mejor conocida como comida rápida no cualifica como comida saludable en este caso).

El secreto está en elegir consistentemente qué días vas a elegir para ayunar durante esos 2 días y mantenerse constante y disciplinado. Ten en cuenta que en los días de ayuno se recomienda que los hombres ayunen por 600 calorías y las mujeres por 500.

Lo ideal es que haya un gran espacio entre medio, por ejemplo puedes escoger ayunar los viernes y martes y los otros días comer normalmente de esta manera vas a sentir el ayuno más natural, al convertirse en una rutina que vas a seguir todos los días se te va a hacer mucho más fácil seguir la dieta.

Como te puedes dar cuenta, la facilidad que esta dieta te da al solo tener que planificar 2 comidas de ayuno dentro de la semana, es bastante cómodo para aquellas personas que no tienen mucho tiempo para dedicarle a la dieta, ya que ayunar 2 días a la semana no involucra un gran esfuerzo y el resultado del ayuno intermitente sigue siendo el mismo. Eso si no porque sea una dieta cómoda quiere decir que no tengas que realizar un seguimiento de las calorías que comes, esto también es importante, pero no solo calorías, sino que para saber el éxito total de la dieta, realiza un seguimiento también de tus cambios de humos de cómo te sientes, para así poder saber si este método de ayuno intermitente es realmente el que mejor se adecua a ti.

4/3 Y 5/2

Básicamente durante este tipo de ayuno, vas a tener una dieta saludable por entre 4 o 5 días, y luego por el resto de los días solo vas a comer de entre 500 y 700 calorías. Generalmente lo normal es 2500 calorías para hombres y 2000 para las mujeres. Lo más importante de este plan de ayuno es no sentirse privado del alimento durante los días en los que tienes pase libre para comer normalmente, solo hazlo moderadamente y no te sobre pases.

Beneficios: Incremento de la resistencia a la insulina para aquellos con diabetes, reducción de arritmias del corazón, alivio de los "calores" provocados por la menopausia, entre otro.

En varios estudios se vio un resultado de reducción de grasas de 4 kilos sin ningún tipo de impacto negativo en la masa muscular, así como también una reducción en el colesterol malo junto con bajos niveles de presión arterial y un 20% de reducción de los famosos tri glicéridos que producen que los niveles de leptinos bajen al 40%.

4/3 VS 5/2

¡Muy bien! Lo primero y principal el plan 4/3 es mucho más restrictivo que el plan 5/2 básicamente porque comes menos durante la semana, esto significa que vas a tener que limitar la ingesta de azúcar o comidas procesadas que consumes durante esos días en los que pues comer una comida completa, y esto es porque tu cuerpo va a quemar más grasa adicional en esos días que estés ayunando, y esto por supuesto es más difícil para ti.

Como te había dicho antes, es importante que durante esos días en los que puedas comer todo lo que quieras no te sobre cargues y comas más calorías que las que deberías, pero con el tiempo tu cuerpo se va a acostumbrar y no va a sentir el hambre como en los primeros días.

Así como el plan 5/2 el plan 4/3 también nos dice que dejemos de ayunar.

SEGUNDO METODO: LA DIETA 16/8 (AYUNANDO POR 16 HORAS POR DÍA)

La dieta 16/8 es una de las más populares, ya que es la más fácil de acostumbrarse y lograr grandes resultados.

Como su nombre lo dice, básicamente esta dieta consiste en comer durante 8 horas seguidas y ayunar durante 16 horas. Por ejemplo puedes no desayunar y tampoco cenar para poder lograr el ayuno.

Durante esas 8 horas en las que debes comer, lo más importante es que planifiques las comidas durante esas 8 horas y no más.

- 12 hs primera comida
- 15 hs un snack o pequeña comida
- 20 hs cena

¿Porque funciona?

Funciona porque desde la cena a las 20 hs, hasta las 12 hs del próximo día, tu cuerpo va a estar en ayuno, el secreto está en que en la mayoría de esas 16 horas vas a estar durmiendo por lo que se te va a ser mucho más fácil sobre llevar el hambre al comienzo durante el ayuno. Es por esta razón que el método 16/8 es considerado uno de los métodos de dieta más naturales dentro de lo que es el ayuno intermitente.

Como te nombre anteriormente, si bien el método 16/8 es más natural para el cuerpo y es más fácil acostumbrarse a él te recomiendo carecidamente que lo complementes con ejercicio.

TERCER METODO: AYUNAR POR 24 HORAS DOS VECES POR SEMANA

No, no te asustes por el título de este método, es más fácil de lo que piensas. Este método implica pasar 24 horas durante la semana con una ingesta calórica regular durante los otros 6 días de la semana.

Ejemplo de Planificación:

- 18hs cena
- Ayunar hasta las 18 hs del otro día

Para ser más claros puedes cenar y luego cenar de nuevo al otro día, lo mismo se aplica con los desayunos, puedes desayunar bien abundante un día y luego desayunar al otro día, y de esta manera estarías ayunando entre medio, ya que el tiempo no importa lo importante es que durante 24 horas no ingieras ningún tipo de alimento y que te mantengas fuerte y disciplinado sobre el ayuno durante este periodo para obtener resultados en este plan de la dieta.

¿Por qué funciona?

Porque durante un ayuno de 24hs tu cuerpo experimentara las hormonas encargadas de quemar grasas, un boost en el metabolismo lo que equivale a más energía, así como también se desinflaman las articulaciones. También te ayuda a lograr una limpieza interior para revitalizar el cuerpo como también incrementar la memoria y la concentración.

Como hablamos anteriormente es importante que para acostumbrar al cuerpo comiences de manera lenta y conforme pasen los días comiences a incrementar el tiempo de ayuno, por ejemplo puedes ayunar por 15 horas en vez de 24 e ir incrementando las horas a medida que pasan las semanas para así en un cierto periodo de tiempo puedas ayunar por las 24 horas recomendadas, ya que ir directo al ayuno por 24hs no es recomendable, pero generando un acostumbramiento anterior sí que ayuda bastante.

METODO AVANZADO 1: EL AYUNO EXTREMO

Como su nombre lo dice, el ayuno extremo consiste en comer pequeñas porciones de vegetales y frutas durante el día para luego a la noche comer una comida de muchas calorías. Es un método muy parecido a la dieta paleolítica, la cual consiste en alimentarse de alimentos en su estado natural (frutas, verduras), si bien el método de ayuno extremo es más estricto básicamente la calidad y cantidad del tipo de alimento es muy parecido.

¿Porque es extremo? Porque ayunas durante todo el día, y luego en una cena grande, pasas 4 horas con ella.

Como todo método que te he explicado en este libro, es de suma importancia que complementes estas dietas con ejercicios, que pueden ir de sesiones de 20 a 45 minutos

METODO AVANZADO 2: ALTERNANDO LOS DIAS DE AYUNO

Una vez que ya domines el ayuno intermitente y ya tengas bastante experiencia con esta dieta, te recomiendo que pruebes el ayuno alternado, que está inspirado en la manera en la que se alimentaban nuestros antecesores los cuales no tenían constantemente alimentos a su disposición en todo momento, es así que habían días de ayuno y días de cacería donde se podían alimentar, y era en esos días de ayuno donde se quema la grasa que te permite ganar masa muscular y perder peso de manera gradual.

Como su nombre lo indica este método consiste en ingerir bastantes calorías un día y luego el otro día ayunar durante las 24 hs desde tu última ingesta de comida.

Ejemplo:
Si comienzas un Lunes, puedes comer regularmente durante todo el día, pero luego el martes limitarte a 600 calorías, y así sucesivamente durante toda la semana.

. . .

Uno de los principales beneficios del ayuno alternado es que de alguna manera resetea tu metabolismo, ya que aunque te lleve 10 días acostumbrarte a este método, no se recomienda por largos periodos de tiempo, pero si se usa mucho durante cortos periodos donde se quiere perder peso y ganar músculo de manera rápida y eficiente.

Como en todos los métodos que te eh nombrado, es importante que realices un seguimiento de tu salud, tu estado de ánimo para que puedas darte cuenta si realmente este método te está ayudando y si es el mejor que se acomoda a tu estilo de vida, recuerda que la idea no es que sufras de hambre, sino más bien que entiendas que estas reduciendo la ingesta de calorías con un objetivo en mente, el cual es bajar de peso.

METODO AVANZADO 3: LA DIETA DEL 36/1

Este método es muy parecido al 16/8 pero básicamente como su nombre lo indica, se trata de tener un día libre donde se come lo que quieras para luego ayunar por un periodo de 36 horas.

La planificación consiste en por 5 días comer normalmente, para luego al 6t día tener tu día libre donde comes lo que quieres y luego de esto ayunas por un periodo no mayor a 36 horas.

Ejemplo de planificación: Puedes comenzar de lunes a viernes realizando una ingesta calórica baja luego de 8 am a 8pm tener el día libre para luego desde las 8pm ayunar hasta el lunes del otro día.

Aunque sea ayuno de 36 horas, puedes ingerir bebidas sin calorías como el agua, el café y té de cero calorías.

Como te comente con los 2 primeros métodos avanzados, se recomienda realizar este tipo de método una vez que ya has experimentado el ayuno intermitente durante bastante tiempo, y haz ganado bastante experiencia donde sabes cómo se siente tu cuerpo, cuales son las reacciones, el cómo afecta a tu estado de ánimo y no solo eso también la experiencia de saber que comidas preparar para los días libres o los snacks de los días de ingesta de bajas calorías. Es un método que funciona bien durante cortos periodos de tiempo y no se recomienda si deseas usarlo por un largo periodo de tiempo.

CAPÍTULO 4
RECETAS DE COMIDAS QUE TE DARÁN RESULTADOS

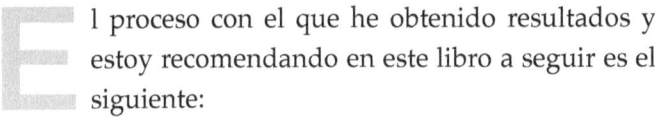l proceso con el que he obtenido resultados y estoy recomendando en este libro a seguir es el siguiente:

DESAYUNO

como te lo indicaba anteriormente, se recomienda no desayunar, aun así si no quieres dejar de desayunar debes eliminar algún snack durante el día, incluso deberías reducir la porción del almuerzo.

ALMUERZO

Una sopa de caldo de gallina más una fruta que en este caso puede ser una mandarina o naranja.

CENA

La cena puede ser más completa como por ejemplo una pechuga de pollo a la plancha cocinada con jugo de limón.

Si tienes hambre entre medio te recomiendo utilizar las zanahorias a modo de snacks o frutas secas en forma de chips como las manzanas.

PASÓ A PASO, PLAN IMPORTANTE A SEGUIR PARA QUE EL AYUNO INTERMITENTE SEA EFECTIVO:

Déjame darte las instrucciones para que tengas mayor efectividad al realizar el ayuno intermitente:

- Encuentra una buena rutina de ejercicios, que sea complementaria con comer ciertos alimentos en el momento exacto en el que los deberías comer, normalmente las personas realizan cardio cómo ejercicio para complementar el ayuno intermitente.
- Planificar tus comidas es primordial en esta dieta y tener todo preparado así cuando es el momento en el que debes ingerir el alimento y cierta cantidad de calorías tengas a mano ya todo listo, planificar de ante mano te va a salvar tiempo y va a lograr que controles de mejor manera la dieta para obtener mayores y mejores resultados. Planificando toda la semana es recomendable de esta manera no vas a

saltarte ningún día y vas a poder seguir al pie de la letra la dieta.
- Encuentra un compañero: Así como cuando uno comienza el gimnasio y necesita alguien con quien apoyarse, lo mismo funciona para una dieta efectiva, el hecho de motivarse uno al otro te ayudara a sobre llevar esos momentos difícil de la dieta al comienzo.
- Un consejo que puedo darte es que los días que te toque ayuno trata de mantener tu día muy ocupado, agéndate muchas cosas que hacer ese día de manera que tu cabeza no este todo el tiempo pensando en comer.

Algunos Tips para sobre llevar el ayuno:

Muchas veces cuando comienzas una nueva dieta es importante obtener información sobre algunos tips o consejos que te ayuden a sobre llevar o adaptarte mejor y así lograr tus objetivos. Ya sabes que muchas veces comenzar una dieta nueva involucra adaptarse a nuevos tipos de hábitos, salir de tu zona de confort y cambiar tú día a día de manera radical, aquí te entrego algunos conejos que te ayudaran a poder alcanzar tus objetivos:

¡NO TE APRESURES! Como ya has leído, cambiar los hábitos alimenticios anteriores puede ser una tarea muy difícil, te recomiendo empezar despacio, tomándote un tiempo para lograr que el cuerpo se adapte al cambio, si te apresuras mucho es muy probable que la dieta no tenga ningún tipo de efecto en ti y por lo mismo esto afecta fuertemente tu motivación y tu fuerza de voluntad para seguir. Aun así te recomiendo ir a un ritmo que sea el más cómodo para ti hasta que tu cuerpo se acostumbre y puedas ir al ritmo recomendado y así podrás obtener muy buenos resultados.

EL AYUNO POR TIEMPOS PROLONGADOS

Uno de los consejos más importantes que te voy a dar en este libro es que no ayunes por tiempos prolongados, ya que si bien la idea principal del ayuno intermitente es que el metabolismo de tu cuerpo se acelere para así de esta manera perder peso rápidamente, si ayunas más de la cuenta, esta dieta no va a funcionar de manera adecuada, ya que al no ingerir ningún alimento el cuerpo entra en modo de supervivencia, lo que produce que tu cuerpo tienda a guardas más calorías en vez de quemarlas, es así, que como te decía anteriormente, la dieta dejaría de surtir efecto.

CAPÍTULO 5
CONCEPTOS IMPORTANTES: PROTEÍNAS, GRASAS Y CARBOHIDRATOS

Hay 3 importantes tipos de nutrientes que nuestro cuerpo puede absorber para poder producir la energía que nuestro cuerpo necesita, estos son las grasas, las proteínas y los carbohidratos, común mente llamados "macro nutrientes". Cada uno de ellos actúa de manera diferente en nuestro cuerpo, así como también el modo en el cual nuestro cuerpo responde a ellos y también en el cómo los digiere, todo ellos vienen en formas diferentes y es por este mismo tema que tienen sus lados positivos tanto como negativos.

Como te dije anteriormente, los carbohidratos son el principal medio por el cual el cuerpo obtiene el combustible para poder funcionar adecuadamente, a estos los encontramos en los azucares, fibras, almidones que a su vez con el principal ingrediente en las frutas, vegetales y lácteos como la leche y los quesos.

La importancia en los carbohidratos radica en que son fundamentales para el correcto funcionamiento del sistema nervioso central y el correcto funcionamiento neuronal del cerebro (como la memoria, los estados de ánimo).

Podemos encontrar dos tipos diferentes de carbohidratos: los simples y los complejos. La diferencia principal radica en la estructura química que posee, lo que produce que el cuerpo tenga diferente reacción en la manera de absorberlos. Como su nombre lo indica los carbohidratos simples son más "simples" (valga la redundancia) de digerir (ya que está compuesto de una o más azucares) mientras que el complejo posee más de 3 tipos de azucares.

A su vez están divididos en "buenos" y "malos" para tu cuerpo, ejemplos de estos son:

BUENOS:

- Camote o Batata
- Quesos Cottage
- Legumbres
- Cereales y Granos

MALOS:

- Papas fritas
- Dulces
- Galletas dulces
- Facturas de pastelería

Como veras muchos de nosotros adquirimos gran variedad de malos carbohidratos más que buenos, ya que en el día a día es mucho más rápido ingerir alimentos de fácil y rápida preparación que los "buenos" los cuales involucran un tiempo de preparación más lento y que muchas veces son demasiado específicos. El gran tema con los "buenos" y "malos" carbohidratos es que muchas veces las dietas de bajos carbohidratos no distinguen entre los buenos y los malos, sino que pone a todos en un mismo saco, y como te mencione anteriormente, los carbohidratos son nutrientes necesarios para tu cuerpo.

Los carbohidratos complejos son buenos para tu organismo ya que tu cuerpo necesita poder tener almacenado una gran cantidad de ellos para su correcto funcionamiento y para mantenerse fuerte y saludable, ya que cuando tu cuerpo lo necesite puede acceder directamente a ellos.

Pero no todos reaccionan de la misma manera, generalmente los "malos" carbohidratos se transforman en azucares dentro del cuerpo, y no solo eso sino que no poseen ningún tipo de valor nutricional. Al comer muchos "malos" carbohidratos elevas el riesgo de padecer de diabetes tipo II ya que estas incorporando mucha azúcar de una sola vez a tu cuerpo.

Cambiando a nuestro segundo macronutriente están las Proteínas, las cuales están compuestas por aminoácidos, dentro de nuestro cuerpo hay un total de 20 aminoácidos que necesitamos para el correcto funcionamiento del organismo (órganos, músculos, pelos y uñas están principalmente compuestos de proteínas). Las proteínas son muy importantes ya que regulan el funcionamiento de las hormonas, nuestro sistema inmune, el tracto digestivo y la circulación arterial. El problema está en que nuestro cuerpo solo produce 11 de los 20 que necesita, así que los otros 9 debes incorporarlos de los alimentos que ingieres en el día a día

Estas 9 proteínas que debes ingerir que al ser consumidas el cuerpo las digiere obteniendo los aminoácidos necesarios, estas son:

- Lisina
- Leucina
- Tereonina
- Triptófano
- Isoleucina
- Metionina
- Phenilalanina
- Valina
- Histidina

Prosigamos, hay dos tipos de proteínas, las completas y las incompletas.

PROTEÍNAS COMPLETAS

Contienen los 9 aminoácidos primordiales y esenciales provenientes de animales. Por ejemplo la carnes, los huevos, el pescado, etc.

PROTEÍNAS INCOMPLETAS

Normalmente no tienen todos los 9 aminoácidos esenciales (siempre les faltan 1 o 2) provenientes generalmente de vegetales. Por ejemplo las legumbres, frutos secos y garbanzos, etc. (mucho cuidado con los frutos secos ya que si bien ingerirlos en cierta cantidad es muy bueno ya que te proveen del colesterol bueno necesario, abusar de estas puede llevar a sobrepeso.

En resumen las proteínas que contienen grasas no son malas de vez en cuando pero las proteínas magras generalmente poseen muchos más nutrientes que necesitas para los músculos si estas en un entrenamiento de pesas.

Así como los carbohidratos no todas las proteínas son creadas de igual manera, ni son iguales, por ejemplo no es lo mismo la proteína de un bistec de carne de res que uno de pollo, es por eso que la variedad en la ingesta de la proteína es de vital importancia ya que todas poseen los aminoácidos como principal componente.

Si quieres ganar musculo o perder peso, debes ingerir las cantidades necesarias de proteínas para poder realizar el cambio, ya que si tienes bajo ingreso de proteínas el cuerpo es obligado a romper las proteínas que ya están en tu cuerpo para poder crear las necesarias y de esta manera obtener los aminoácidos.

Por ejemplo sin tener que realizar ningún tipo de ejercicio, 5 kilos de musculo queman 50 calorías por día, mientras que 5 kilos de grasa queman 20 calorías, es así como comenzamos a entender los procesos metabólicos del cuerpo.

Por último, tenemos las grasas, aunque normalmente las asociamos con algo negativo ya que tienen mala reputación entre las dietas, las grasas con una parte vital de cualquier dieta saludable, ya que es principalmente una fuente de energía que el cuerpo utiliza para su funcionamiento todos los días, como por ejemplo el desarrollo de las células, el correcto funcionamiento de nuestro cerebro.

Así como todo macronutriente tenemos una subdivisión de las grasas: en saturadas y no saturadas. Mientras que las no saturadas son las más saludables, el cuerpo de todas maneras necesitas de las grasas saturadas para funcionar apropiadamente. Se diferencias principalmente por su estructura molecular.

Ejemplos de grasas saturadas: Pollos con piel, cordero, cerdo, productos lácteos como la leche, el helado, yogur, cremas.

Ejemplos de grasas no saturadas: Aceite de oliva, frutos secos, pescados.

¿Por son tan importantes? Porque las grasas son las responsables de transportar las vitaminas E, D, K y A, a través del torrente sanguíneo, regula la temperatura corporal y como dijimos anteriormente, sirve de reserva de energía para el cuerpo especialmente nuestros músculos.

Las grasas al ser un complejo tipo de macronutriente, nos pueden resultar tanto benéficas como dañinas, pero son necesarias para mantenerte saludable.

Todos los macronutrientes que nombramos anteriormente poseen calorías, si buscamos una definición de las calorías, nos encontramos que están comúnmente señaladas como pequeñas "cajas" de energía, serian como la gasolina para un automóvil.

Ahora te preguntaras cual es el problema con las calorías, típicamente deberías "gastar" las calorías que ingieres, sino quedan almacenadas dentro de tu organismo y esto a la larga produce sobre peso, aunque bajar la ingesta de calorías para perder peso no siempre funciona para todas las personas. En el ayuno intermitente las calorías que consumes van a ser "gastadas" más eficientemente ya que se ubican de manera eficiente en el cuerpo, produciendo que pierdas peso y ganes musculo.

CAPÍTULO 6
EJERCICIOS PARA COMPLEMENTAR EL AYUNO

Seguramente habrás escuchado que durante el ejercicio realizarlo sin haber ingerido alimento significaría que no tienes combustible suficiente en tu cuerpo para realizar dicha actividad.

Si quieres realizar un ejercicio de manera efectiva es importante que tomes ciertas precauciones ya que tus nuevos hábitos alimenticios pueden cambiar la manera en la que desarrollas el ejercicio, si eres de aquellos que pasa mucho tiempo en el gimnasio de manera disciplinada.

Dependiendo del tipo de ejercicio que comúnmente realizas se recomienda reforzar ciertos elementos para no bajar la "performance" durante el ejercicio.

Por ejemplo si te ejercitas teniendo en mente un entrenamiento de fuerza o alta intensidad, deberías ya saber que le principal combustible de tu cuerpo es el Glucógeno, el cual es la forma que tiene el cuerpo de almacenar el azúcar en los músculos y en el hígado.

En uno de los métodos hablamos de ayunar por más

de 12 horas consecutivas, por lo que es muy probable que te estés quedando sin reservas de glucógeno, el cuerpo va a empezar a buscar otro tipo de energía para poder realizar el ejercicio, en este caso el tipo de energía al cual tu cuerpo va a acudir es la grasa, por lo que vas a quemar mucha más grasa si te ejercitas durante los periodos de ayuno. Aun así el cuerpo no solo va en busca de las grasas cuando necesita un boost de energía sino también va tras las proteínas las cuales son primordiales para hacer crecer los músculos, entonces si bien vas a quemar grasas también puede ser probable que pierdas músculo también.

Hoy en día dentro de los físico culturistas (que también practican el ayuno intermitente como una dieta esencial dentro de su preparación) saben sobre esta posible pérdida de masa, por lo que tienen dos tipos de soluciones, la primera consiste en realizar un entrenamiento donde se gane masa muscular solamente, mucha masa muscular, ya que al realizar luego el ayuno se queman las grasas y se pierde un poco de músculo, pero la ganancia es tal que la perdida para ellos es insignificante. La segunda opción para mantener el músculo mientras quemas las grasas es realizar un entrenamiento de resistencia, el cual resulta muy efectivo en estos casos.

¡ALGUNOS CONSEJOS PARA TI!

- Para mejorar tus resultados es recomendable que realices rutinas de ejercicios de fuerza, ya que está comprobado que incrementan la quema de grasas, incluso más que haciendo cardio o saliendo a correr. Durante una rutina de ejercicio de fuerza se mantiene el músculo incluso durante una sesión en la que estés con un déficit de calorías (como seria durante el momento de ayuno si practicas ayuno intermitente).

- Como te comente anteriormente si tu principal objetivo es perder peso/grasas lo más recomendable es que realices tu rutina de ejercicios durante los momentos de ayuno y que planifiques tus ejercicios para coordinarlos con esos momentos, para así obtener mejores resultados.
- Después de cada ejercicio es recomendable que consumas aproximadamente 30 a 40 gramos de proteínas ya que al quemar grasas puedes quedarte sin energías para lo que resta del tiempo de ayuno y eso no es muy recomendable en este momento así que las proteínas te ayudaran a obtener el glucógeno necesario restante para que puedas sobre llevar el ayuno hasta tu próxima comida.

CAPÍTULO 7
CONCLUSIÓN

A modo de concluir con este libro y agradecerte por tomarte el tiempo de leerlo, quería aclarar algunas cosas antes de culminar. Muchas personas han probado el ayuno intermitente, algunos con éxito otros con resultados moderados, pero todos con resultados en fin, lo importante es que tengas en mente que dos personas nunca van a responder de igual manera al proceso, es por esto que te recomiendo que siempre escuches a tu cuerpo, ve las señales que te envía, si te ves en una situación en la cual te sientes débil no solo en lo que respecta a tu cuerpo sino también anímicamente hablando, solo date un respiro, suspende por unos días y vuelve a comenzar, si vez que esto es recurrente solo cambia de método.

Pero bueno no se queman grasas solo hablando así que, está bueno que hayas tomado la decisión de comenzar con el ayuno intermitente, y comprar este libro fue el primer paso, pero en este momento quiero que te motives y tomas acción masiva hacia tu objetivo ya sea perder peso, ganar musculatura, etc., el ayuno intermitente no es una caminata, es una carrera y debes llegar hacia el final y como toda carrera te tienes que preparar de a poco para llegar al final, no te lanzas de una a correr sin ninguna intención ni ningún objetivo en la cabeza.

Por ultimo me gustaría pedirte que si encontraste en este libro una gran ayuda, me gustaría saber tus comentarios dejándome una review de este libro para poder mejorarlo y continuar brindando grandes libros a ustedes, mis lectores, a los cuales aprecio mucho.

> Sin más, me despido
> Un abrazo grande

www.ingramcontent.com/pod-product-compliance
Lightning Source LLC
Chambersburg PA
CBHW021452070526
44577CB00002B/372